AF321133

NOTE

SUR LE

PHOSPHATE DE CHAUX CRÉOSOTÉ

PAR

C. BOUSSENOT

Pharmacien à Lyon.

LYON

ASSOCIATION TYPOGRAPHIQUE

RIOTOR, RUE DE LA BARRE, 12

1879

NOTE

PHOSPHATE DE CHAUX CRÉOSOTÉ

PAR

C. BOUSSENOT

Pharmacien à Lyon.

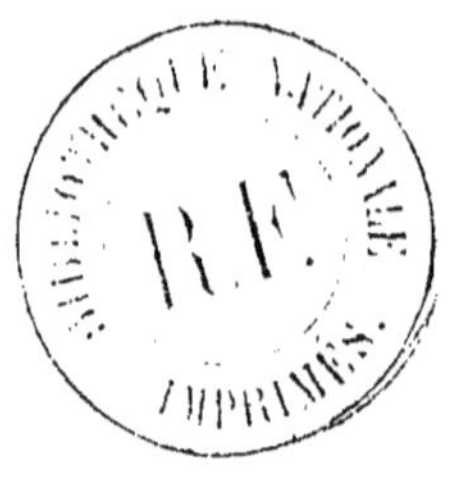

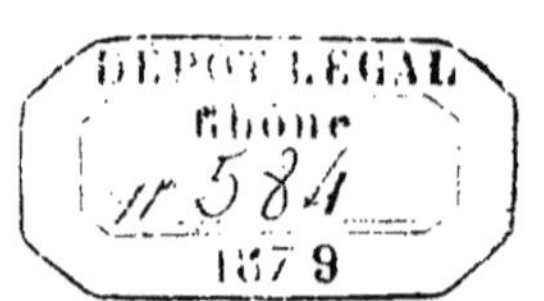

DÉPOT LÉGAL
Rhône
n° 584
1879

LYON

ASSOCIATION TYPOGRAPHIQUE

RIOTOR, RUE DE LA BARRE, 12

1879

Avant de parler du PHOSPHATE DE CHAUX CRÉOSOTÉ, *je ne puis me dispenser de remercier MM. les Docteurs qui ont bien voulu, tout en expérimentant ce produit, me communiquer les intéressantes observations recueillies auprès de leurs malades.*

C. BOUSSENOT,

Pharmacien.

NOTE

SUR LE

PHOSPHATE DE CHAUX CRÉOSOTÉ

> « J'entends dire tous les jours que la Phthisie est
> « incurable. Il faut protester. La Phthisie est cura-
> « ble par l'art puisqu'elle l'est par la nature ou
> « spontanément. »
>
> (D' PIDOUX, *Études sur la Phthisie
> pulmonaire,* 1879.)

Sans avoir la prétention de présenter au corps médical un médicament guérissant la phthisie, je crois pouvoir affirmer que certaines formes de phthisie et les plus communes peuvent être, sinon guéries, du moins enrayées dans leur marche fatale.

Mais, me dira-t-on, comment se fait-il alors que cette terrible maladie, contre laquelle on lutte depuis si longtemps, fournisse un contingent aussi considérable à la mortalité générale?

Cela est vrai, mais ne fait-on pas, presque toujours, intervenir trop tard un traitement approprié et une médication énergique, soit par la difficulté que l'on éprouve souvent à diagnostiquer cette maladie à ses débuts, soit par la négligence du malade qui attend généralement la période grave pour se soumettre à l'examen de son médecin? Ne se hâte-t-on pas, dans beaucoup de circonstances, d'abandonner l'application thérapeutique d'un produit parce qu'il n'a pas tenu immédiatement tout ce qu'il promettait ! Et pourtant ne devrait-on pas être encouragé lorsque, momentanément sans doute, on fait renaître, sous l'influence de cet agent, des malades tombés au degré le plus bas de la misère physiologique ! Il est bien certain que pour obtenir d'un produit son maximum d'action, il faut que les forces générales soient plus ou moins bien conservées, que le tube digestif fonctionne passablement, car si un médicament quelconque ne peut prendre son point d'appui sur des parties de l'organisme encore saines, ou moins malades, il faut peu compter sur un rétablissement. La nature, à un moment donné, perd elle-même ses droits.

Jusqu'à présent, beaucoup de traitements ont été essayés sans produire ce que l'on était en droit d'attendre d'eux. Quelques-uns néanmoins ont rendu des services qu'il serait impossible de contester, je veux parler de l'iode et de ses composés pris, soit à l'intérieur, soit en applications, soit en inhalations ; de l'arsenic, sous forme d'arséniate de soude ; de certains alcalins comme le chlorure de sodium, les hypophosphites, etc., et de quelques eaux faiblement alcalines et chlorurées, celles trop riches en principes minéraux devant être rejetées comme irritantes.

Mais c'est aux eaux sulfureuses et aux eaux arsenicales que l'on a donné et que l'on donne actuellement la préférence dans le traitement de la phthisie pulmonaire. Il y a des avantages certains dans une médication qui semble rationnelle dans la plupart des cas, mais faut-il oublier pour cela les effets désastreux produits par ces eaux, lorsqu'elles devaient être contre-indiquées. Elles sont souvent des armes à deux tranchants pour les poitrinaires, que de phthisiques ont hâté leur fin par l'usage irrationnel de ces eaux !

Je ne crois pas qu'il y ait un sujet plus digne de réflexions et de méditations que ce fait incontestable.

Une cause qui contribue peut-être à frapper d'impuissance et à rendre souvent désastreuse la médication hydro-minérale dans la phthisie pulmonaire, est l'habitude qu'ont la plupart des malades de faire leur cure le plus vite possible. Il en résulte que le médecin n'a pas sa liberté d'action, qu'au lieu de pouvoir graduer, doser en quelque sorte les effets, interrompre l'usage des eaux, si besoin est, il se trouve dans la nécessité de précipiter le traitement, et cela très-souvent au désavantage des malades, ces derniers ne pouvant s'absenter qu'un laps de temps déterminé d'avance. Enfin, soit par négligence, soit par impossibilité, un grand nombre de malades ne remplissent pas les conditions que l'on peut appeler complémentaires ou plutôt auxiliaires du traitement, et qui consistent dans une hygiène bien entendue et une médication appropriée.

En général, les phthisiques chez lesquels la maladie débute — et ce sont ceux-là surtout que l'on peut avoir quelques chances de guérir — s'imaginent qu'ils n'ont plus besoin des soins de leur médecin quand ils ont pris les eaux, alors qu'une surveillance attentive est plus que jamais nécessaire.

Est-il besoin maintenant d'examiner les inconvénients sans nombre de la médication par le changement de climat.

Laissant de côté la question d'un déplacement toujours très-coûteux et à la portée d'un petit nombre de personnes riches et qui ne sont pas dans les affaires, combien de phthisiques ont vu s'aggraver leur état et d'une façon très-rapide dans ces climats où les variations de température sont d'autant plus appréciables qu'aux heures chaudes du milieu de la journée succèdent des soirées très-fraîches et des nuits souvent froides. Puis ne doit-on pas tenir compte de l'effet moral produit sur un malade lorsque son médecin se voit dans l'obligation de l'isoler de sa famille et de le priver de ses habitudes en l'envoyant passer l'hiver dans le Midi ! N'y a-t-il pas pour lui la révélation d'un mal qu'il ignore presque toujours, le principal caractère de la phthisie étant d'être insidieux et de laisser au malade qui en est atteint des illusions qu'il devrait garder jusqu'au dernier moment !

A cela on pourra répondre que le phthisique arrivé à la période grave de sa maladie, voyant que son état n'est pas modifié par le traitement auquel on l'a soumis, réclame, sinon d'autres soins, ce qui arrive fréquemment, du moins un changement de médication, et que c'est alors seulement que, lassé par une lutte que l'on croit inutile, on se voit dans la nécessité, pour contenter son malade, de le faire changer de climat. Cette objection est assurément sérieuse, et fondée dans la plupart des cas ; mais pourquoi le médecin est-il toujours prévenu contre la modification d'une maladie dont le terme fatal est pour lui sans appel ? Pourquoi lorsque l'état d'un phthisique se trouve sensiblement amélioré par les soins qui lui sont donnés, le même médecin est-il porté à croire à une erreur de diagnostic, tant il est persuadé que la phthisie bien caractérisée ne peut être entravée dans sa marche ?

Si, comme l'a dit Laënnec, la guérison de cette maladie n'est pas au-dessus des forces de la nature, pourquoi l'art médical n'arriverait-il pas un jour à seconder d'une façon puissante, sinon sûre, ce phénomène d'arrêt dans la tuberculisation ? phénomène que l'on constate assez fréquemment pour qu'il y ait lieu d'en tenir compte.

Je ne puis être, assurément, autorisé à attribuer à un produit la guérison d'une forme quelconque de phthisie qui aurait pu dans ce cas se modifier d'elle-même et sans le secours d'aucun traitement. Pourtant il est certain qu'un grand nombre de phthisiques guérissent par le secours de la science, la nature étant souvent impuissante à elle seule.

Puisque actuellement la seule médication de la phthisie est celle des symptômes, pourquoi ne pas essayer de les combattre jusqu'au bout avec des éléments qui, tout en relevant les forces du malade, peuvent modifier l'expectoration d'une façon souvent très-heureuse?

En effet, chez les phthisiques, on doit surtout chercher à faire cesser, ou du moins à diminuer les causes qui, toutes, concourent à l'épuisement du tuberculeux : je veux parler des sueurs, de la diarrhée et de l'expectoration excessive.

Le traitement par les balsamiques, parmi lesquels on doit placer au premier rang la Créosote du goudron de hêtre, possède une double propriété : la première de diminuer la formation des crachats muqueux provenant d'une inflammation pérituberculeuse à forme catarrhale, la seconde de modifier rapidement les crachats muco-purulents qui proviennent de l'intérieur des cavernes. L'amélioration de l'état général arrive par suite de la transformation heureuse de l'état local.

Laissons du reste parler le docteur Hugues (1) sur la valeur de la créosote de bois dans le traitement de la phthisie pulmonaire :

« L'analyse des vingt-sept observations rapportées dans « notre thèse nous porte à croire que la créosote a une « action directe sur la lésion locale et non pas sur l'état « général qui n'est modifié que postérieurement par suite « de la guérison ou de l'amélioration de l'état local.

« Voici dans quel ordre les modifications s'opèrent le plus « habituellement :

« 1° *Diminution de l'expectoration.* — Les crachats « prennent un meilleur aspect, ils deviennent muqueux; « en outre ils se détachent plus facilement. Ce résultat se

(1) Thèse de Paris, 29 novembre 1877.

« produit au bout de huit à quinze jours et est bientôt
« suivi des heureux résultats suivants :

« 2° *Diminution de la toux*, qui devient aussi moins
« fréquente ; ce sont d'abord les quintes de toux nocturnes
« qui diminuent et même disparaissent, puis la toux du
« matin, enfin les quintes de la journée. Quelquefois, et
« le fait n'est pas rare, c'est la toux qui diminue avant
« l'expectoration.

« 3° *Amélioration de l'appétit* et cessation des vomis-
« sements alimentaires s'ils existent.

« 4° *Diminution, puis cessation de la fièvre.*

« 5° *Diminution, puis cessation des sueurs nocturnes.*
« — Cet effet se produit ordinairement après trois semaines
« de traitement, mais il peut être tardif et exige deux ou
« trois mois, surtout chez les phthisiques qui sont à une
« période avancée de la maladie.

« 6° *Amélioration des signes physiques.* — Ceux d'abord
« qui dépendent de la présence du liquide dans les bron-
« ches et dans les cavernes, puis ceux qui dénotent l'in-
« duration ou la condensation du tissu pulmonaire.

« 7° *Amélioration* de l'état général et retour des forces.

« 8° *Augmentation* notable et graduelle du poids du
« malade.

« Mais remarquons bien que pour obtenir ces résultats
« par le traitement créosoté, il est indispensable de sui-
« vre minutieusement les règles suivantes :

« 1° Ne se servir que de la crésote vraie du goudron de
« bois, préparée d'après la méthode de Reichenbach ;

« 2° La faire prendre à l'intérieur ;

« 3° La prescrire à dose relativement élevée (0,40 cen-
« tigr. à 0,80 centigr. par vingt-quatre heures).

« 4° En continuer l'usage pendant un long temps.

« 5° Ne l'administrer qu'à l'état de solution parfaite et
« de dilution très-étendue. »

Ce dernier paragraphe est de la plus grande importance si
l'on veut obtenir de bons résultats sans fatiguer ni dégoûter
le malade. Aussi doit-on proscrire la créosote en capsules, ces
dernières ayant une action caustique sur la muqueuse intes-
tinale ; de plus on doit éviter de la donner mélangée à des
produits inertes, ce qui, presque toujours, a l'inconvénient
d'être irritant et de provoquer des troubles dans les organes
de la digestion.

Le PHOSPHATE DE CHAUX, employé depuis fort longtemps
sous la forme insoluble pour combattre les sueurs profuses
et la diarrhée des phthisiques, joue actuellement un rôle
bien autrement actif depuis qu'on l'administre à l'état soluble.

En effet, sous l'influence du lacto-phosphate de chaux,
voit-on le plus souvent l'appétit des malades se relever
promptement. De plus, ce médicament, tout en favorisant
le phénomène de la digestion, combat l'amaigrissement qui
résulte d'une dénutrition supérieure au travail d'assimila-
tion.

Le concours du phosphate de chaux soluble est donc utile
tout à la fois comme excitant chimique de la digestion et
comme reconstituant ; aussi doit-il être indiqué lorsqu'il y
a amaigrissement progressif avec sueurs et alternatives de
diarrhée et de constipation.

Depuis ces dernières années, on accorde aux LIQUIDES
ALCOOLIQUES un rôle important dans le traitement de la
phthisie, car leur action stimulante est d'une grande utilité
même à la période de cachexie la plus avancée.

C'est donc pour cela qu'il m'a paru rationnel d'associer
ces trois éléments en faisant un produit qui contînt tout à

la fois de la *créosote de goudron de bois, du lacto-phosphate de chaux et de l'alcool.*

Aussi l'ÉLIXIR AU PHOSPHATE DE CHAUX CRÉOSOTÉ a-t-il
déjà rendu et rendra-t-il des services entre les mains du
praticien, toutes les fois que celui-ci en jugera l'application
convenable.

La médecine, l'hygiène surtout, ne sauraient trop observer
et tirer parti des propriétés assainissante, anti-suppurative,
et anti-tuberculeuse de la créosote, qui peut suspendre l'évolution de la phthisie par l'action préservatrice qu'elle exerce
sur les tissus prochainement menacés et par la modification
qu'elle peut apporter à leur constitution.

Sans atténuer les dangers et la mortalité déplorables de
la phthisie, ni promettre plus que ne peuvent, dans cette
maladie, les forces naturelles aidées ou non par la médecine
préventive et curative, il y a toutefois des distinctions à
faire. On est tuberculeux à plusieurs degrés suivant l'état,
la localisation et la malignité du tubercule. Ces différences
entraînent un traitement tout différent.

Si le phosphate de chaux créosoté est susceptible, dans
certains cas, de circonscrire l'explosion de la tuberculose
pulmonaire et d'en retarder l'évolution chez les sujets plus
ou moins prédisposés à cette maladie, est-on dans le droit
d'exiger de lui la guérison de la phthisie générale ou
infection tuberculeuse ? Assurément non.

Le phosphate de chaux créosoté n'est pas seulement appli-
cable au traitement de la phthisie pulmonaire, son action est
bien autrement efficace et décisive dans certaines affections
constitutionnelles, chroniques ou accidentelles, comme la
Scrofule, le *Rachitisme,* le *Catarrhe pulmonaire,* les *Bronchites chroniques* et les *Rhumes.*

Ces maladies peuvent être traitées avec certains éléments
qui leur sont communs, comme s'il y avait entre elles une

relation étroite. En effet, la scrofule n'exige-t-elle pas, dans la plupart des cas, le même traitement que la phthisie ? Cette affection ne consiste-t-elle pas en une déchéance de nutrition qui se traduit par des manifestations morbides successives dont le siége paraît être l'élément lymphatique, absolument comme dans la tuberculose. Les éruptions, qui d'abord sont superficielles et mobiles, ne deviennent-elles pas plus profondes et plus fixes, ulcéreuses ou tuberculeuses, puis l'affection ne passe-t-elle pas dans certains cas aux os et aux articulations ?

Le phosphate de chaux soluble a donc évidemment son indication dans le traitement de la *scrofule*. Toutes les fois que le médecin joindra cet élément à une nourriture fortifiante en évitant l'air confiné, le froid humide et surtout la vie sédentaire, il sera surpris de l'action du phosphate de chaux surtout lorsque celui-ci sera rendu plus actif par la présence de la créosote de bois. Il n'aura plus besoin de recourir aux médicaments à base d'iode qui ont souvent des inconvénients que l'on ne peut éviter à certaines périodes de la maladie.

Quant au *Rachitisme* qui se manifeste surtout par l'altération particulière du tissu osseux, les phosphates de chaux solubles sont toujours indiqués et font partie intégrante du régime fortifiant et reconstituant, nécessaire en pareil cas.

La présence de la créosote dans la solution de lacto-phosphate de chaux lui donne un avantage immense, celui de ne pas s'altérer même jusqu'à la dernière goutte, tandis que les solutions de biphosphate, chlorhydro-phosphate de chaux ont beaucoup de peine à être conservées surtout pendant l'été, où elles ne tardent pas à prendre une saveur désagréable et souvent répugnante.

Sous l'influence d'un usage constant et réglé du phosphate de chaux créosoté, la plupart des symptômes de rachitisme, si la lésion n'est pas trop prononcée, peuvent s'amender avec rapidité. L'appétit renaît, la diarrhée, si elle existe, ne tarde pas à disparaître, les sueurs sont moins abondantes et surtout moins fréquentes, les urines, de chargées en phosphate de chaux qu'elles étaient, deviennent de plus en plus normales. La nutrition, ralentie, troublée ou suspendue, reprend son cours et les déformations osseuses, symptômes de ces troubles de nutrition, s'effacent insensiblement.

Je recommande d'une façon toute spéciale au corps médical de s'assurer de la propriété remarquable que possède le produit en question dans la cure de ces maladies toujours longues et qui résistent souvent à une médication des plus rationnelles.

Si nous examinons maintenant l'action que peut avoir le phosphate de chaux créosoté dans les cas si nombreux de *Catarrhes bronchiques,* nous comprendrons sans peine toutes les ressources que la thérapeutique peut retirer d'un balsamique puissant comme la créosote et d'un fortifiant comme le lacto-phosphate de chaux.

Il est bien évident que cette médication n'exclut pas celles qui ont des droits acquis par une longue expérience, comme par exemple celles des opiacés, des diaphorétiques, des rubéfiants simples (moutarde, iode, etc.), et de ceux plus énergiques (tartre stibié, cantharides, thapsia, etc.); cependant le phosphate de chaux créosoté peut jouer un rôle très-actif en facilitant l'expectoration, ou la rendant moins pénible et en émoussant, pour ainsi dire, la grande sensibilité qui résulte de l'irritation chronique des bronches.

Les *Bronchites chroniques* (1) sont dans le même cas que les catarrhes, et là encore le phosphate de chaux créosoté

---

(1) Le phosphate de chaux créosoté, d'après les différentes expériences faites, ne peut s'appliquer aux bronchites aiguës.

trouve son application presque indispensable, ayant donné des résultats bien plus concluants que ceux obtenus par les balsamiques simples, les sulfureux et surtout les narcotiques.

Il serait inutile de parler des *rhumes* proprement dits, si le phosphate de chaux créosoté n'avait sur eux une action tellement rapide qu'au bout de quatre ou cinq jours, au plus, on voit la toux disparaître presque totalement, agissant infiniment mieux que les sirops calmants en usage, bien qu'on soit tenté, tout d'abord, d'attribuer à la créosote une action irritante.

Je supprime ici l'énumération des nombreuses observations qui m'ont été communiquées avec tant d'obligeance ; les médecins qui ont bien voulu expérimenter le phosphate de chaux créosoté savent mieux que moi dans quels cas et à quelles doses on doit administrer mon produit, pourtant il n'est pas sans intérêt, je crois, d'en rappeler la composition exacte.

Le phosphate de chaux créosoté présenté sous forme d'élixir à base de chartreuse, ce qui en assure la conservation et la digestibilité, contient par cuillerée à bouche, 0,25 centigrammes de lacto-phosphate de chaux et 0,15 centigrammes de créosote pure de goudron du hêtre.

Bien que la créosote soit parfaitement dissoute, il est absolument indispensable de ne faire prendre l'élixir qu'étendu d'un peu d'eau ou d'une infusion pectorale quelconque.

COMME MODE D'EMPLOI ORDINAIRE :

Pour les adultes : 2 à 3 cuillerées à bouche par jour avant les repas.

Pour les enfants : 2 à 3 cuillerées à dessert ou à café suivant leur âge.

163

www.ingramcontent.com/pod-product-compliance
Lightning Source LLC
LaVergne TN
LVHW021056050726
842519LV00005B/1678